Amber Rabaca | Louise Chiasson | Kim Mikalson

Demenz

Ergänzungsmaterial zu
Handeln ermöglichen – Trägheit überwinden
(Action over Inertia)

Herausgegeben von Megan Edgelow

ins Deutsche übersetzt von
Munja Araci und Andreas Pfeiffer

Schulz-Kirchner Verlag

Bibliografische Information der Deutschen Nationalbibliothek
Die Deutsche Nationalbibliothek verzeichnet diese Publikation in der Deutschen Nationalbibliografie; detaillierte bibliografische Daten sind im Internet über http://dnb.d-nb.de abrufbar.

Besuchen Sie uns im Internet: www.schulz-kirchner.de

1. Auflage 2020
ISBN 978-3-8248-1258-5
eISBN 978-3-8248-9901-2

Mollweg 2, D-65510 Idstein
Vertretungsberechtigte Geschäftsführer:
Dr. Ullrich Schulz-Kirchner, Nicole Eitel, Martina Schulz-Kirchner
Fachlektorat: Thomas Leidag
Lektorat: Doris Zimmermann
Layout: Susanne Koch
Titelfotos: links: De Visu – Adobe Stock; rechts: Jonas Glaubitz – Adobe Stock
Icons: © http;//flaticon.com
Druck und Bindung: medienHaus Plump, Rolandsecker Weg 33, 53619 Rheinbreitbach
Printed in Germany

Amber Rabaca | Louise Chiasson | Kim Mikalson

Demenz

Ergänzungsmaterial zu Handeln ermöglichen – Trägheit überwinden (Action over Inertia)

Herausgegeben von Megan Edgelow

ins Deutsche übersetzt von
Munja Araci und Andreas Pfeiffer

Mit Erwerb dieser Publikation erhalten Sie zusätzlich die zugehörigen Arbeitsblätter zum Download. Die Datei stellen wir Ihnen in unserem Online-Shop **www.skvshop.de** zur Verfügung.
Wenn Sie Ihre Bestellung über unseren Online-Shop getätigt haben, finden Sie die Download-Datei direkt nach der Bestellung in Ihrem persönlichen Kundenkonto unter **„Meine Downloads"**. Erfolgte Ihre Bestellung nicht über unseren Shop, fordern Sie bitte über **info@schulz-kirchner.de** Zugangsdaten an – geben Sie dabei bitte Ihren Namen, Ihre Anschrift und das Stichwort **„Demenz/Code APD2020"** an.

EDITION
VITA ACTIVA
eine Initiative von Aha ..

herausgegeben von
Ulrike Marotzki | Christiane Mentrup | Peter Weber
gefördert durch

DVE
Deutscher Verband
der Ergotherapeuten

Die Übersetzer

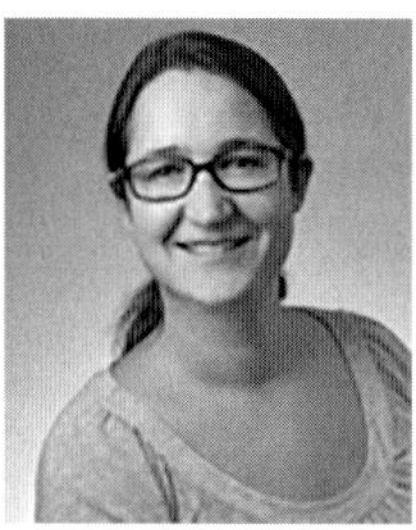

Munja Araci (geb. Brücher) beendete 2008 ihre Fachschulausbildung zur Ergotherapeutin an der Schule für Ergotherapie am LVR Klinikum Essen. 2012 erwarb sie berufsbegleitend den Bachelor of Health in Occupational Therapy an der Hogeschool Zuyd in Heerlen (NL) und schloss 2015 das berufsbegleitende Masterstudium „Multiprofessionelle Versorgung von Menschen mit Demenz" an der Universität Witten-Herdecke ab. Seit ihrer Ausbildung beschäftigt sie sich in verschiedenen Arbeitssettings – Senioreneinrichtung, ambulante Praxis sowie gerontopsychiatrische Station – mit der Fragestellung, wie Menschen mit Demenz angemessen und erfolgreich ergotherapeutisch unterstützt werden können. Neben ihrer Tätigkeit als Ergotherapeutin am Universitätsklinikum Bonn hält sie Seminare zu verschiedenen Themen in der Arbeit mit Menschen mit Demenz.

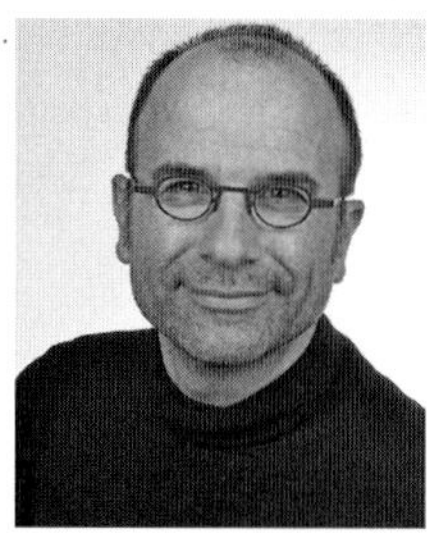

Andreas Pfeiffer schloss 1992 seine Fachschulausbildung zum Ergotherapeuten ab. Danach arbeitete er bei einem sozialtherapeutischen Verein, der im Rahmen der Enthospitalisierung gemeindenahe Wohn- und Versorgungsangebote für Menschen mit psychischen Erkrankungen aufbaute. Von 2001 bis 2018 war er am LVR-Klinikum Düsseldorf – Kliniken der Heinrich-Heine-Universität Düsseldorf tätig. Seine Schwerpunkte waren die Arbeit auf einer Akutstation und die ambulante Ergotherapie. 2012 erwarb er berufsbegleitend an der Hogeschool Zuyd in Heerlen (NL) den Bachelor of Health in Occupational Therapy. 2016 schloss er ein berufsbegleitendes Masterstudium an der Donau-Universität Krems in Österreich ab. Er ist seit 1997 ehrenamtlich für den Deutschen Verband der Ergotherapeuten e.V. (DVE) tätig. 2018 wurde er zum Vorsitzenden des DVE gewählt.

Inhalt

Anhang

* AB = Arbeitsblatt
**IB = Informationsblatt

Vorwort zur Reihe

„Jeder Mensch ist anders." Dies ist eine häufige Antwort auf die Frage, wie Ergotherapeutinnen bei einem bestimmten Krankheitsbild oder einem definierten Rehabilitationsziel vorgehen. Die Antwort bringt die therapeutische Haltung zum Ausdruck, sich ganz auf die Bedarfe und Ziele des Gegenübers einzustellen und in dieser Orientierung über die Wahl der Mittel, Medien und Methoden und somit auch über die spezifische Nutzung der Therapiezeit zu entscheiden.

Was die Antwort nicht reflektiert, ist, dass die Verfügbarkeit therapeutischer Ressourcen immer begrenzt ist. Zudem ist häufig nicht gesichert, ob die vorhandenen Ressourcen auch die tatsächlich sinnvollsten sind und ob sie den richtigen Umfang haben, um den Klienten zu unterstützen.

Die Anforderungen an moderne Therapieangebote wachsen unaufhaltsam. Gefordert werden ein effektiver und effizienter Einsatz der therapeutischen Mittel, die Nutzung therapeutischer Methoden auf dem aktuellen Stand der Wissenschaft, Klienten- und Ergebnisorientierung im therapeutischen Prozess, die Implementierung von Qualitätsmanagement sowie die Evaluation der therapeutischen Maßnahmen mit passenden Instrumenten, womit eine kontinuierliche Verbesserung des Angebotes gesichert werden soll.

Ergotherapeutische Programme bilden eine noch junge Entwicklungslinie in der internationalen Ergotherapie. Sie werden als eine mögliche Antwort auf die genannten komplexen Herausforderungen an gesundheitsbezogene Dienstleistungen gesehen, wobei die Zielindikation, Gemeindeorientierung und Modellbasierung eine besondere Rolle spielen (Mandel et al., 1999; Fazio, 2001; Kielhofner, 2008). In der deutschsprachigen Ergotherapie ist die Idee, Programme zu entwickeln, mit der verstärkten Diskussion um gesundheitsförderliche und präventive ergotherapeutische Angebote in Gang gekommen (DVE, 2006). Die bekanntesten Beispiele sind wohl Rückenschule und Gelenkschutzgruppe. Gerade diese Beispiele machen deutlich, dass die zur Programmentwicklung gehörende Abstraktion vom konkreten Klienten auf die Gruppe, zu der er gehört, auch für den Einzelnen einen Gewinn bringen kann: Von Anfang an ist der Therapieprozess auf spezifische Bedarfe und Ziele mit passenden Ressourcen eingerichtet, sodass man sich in der therapeutischen Arbeit auf das Wesentliche konzentrieren und dort die Zeit und Mittel einsetzen kann, die nachgewiesenerweise notwendig und sinnvoll sind.

Ergotherapeutische Programme – gleich ob in Therapie, Gesundheitsförderung oder Prävention – sind optimalerweise durch folgende Kennzeichen charakterisiert:

- Definition einer Zielgruppe
- Ergotherapeutische Bedarfsanalyse
- Planung und Implementierung einer auf diese Bedarfe zugeschnittenen Maßnahme in Form eines Problemlöseprozesses in mehreren Schritten
- Handbuch einschließlich Programmtheorie (Wirk- und Zusammenhangsannahmen)
- Prozess- und Ergebnisevaluation des Programms mit einer Auswahl passender Instrumente
- Evaluationsstudien
- Evidenznachweise

Die Reihe ERGOTHERAPEUTISCHE PROGRAMME ist die jüngste in der EDITION VITA ACTIVA. Wie für die Reihen ERGOTHERAPEUTISCHE ASSESSMENTS und ARBEITSANLEITUNGEN gilt: Programme, die in die Reihe aufgenommen werden, sollen über ein ausgearbeitetes Handbuch verfügen. Hiermit ist erstens gewährleistet, dass eine gründliche und strukturierte Einarbeitung und Durchführung im ergotherapeutischen Kontext durch Berufsangehörige möglich ist. Zweitens ist so eine wichtige Voraussetzung gegeben, diese Programme einem fortlaufenden systematischen Entwicklungs-, Erprobungs- und Validierungsprozess zu unterziehen.

Natürlich sollten Programme, die in dieser Reihe erscheinen, optimalerweise schon einen Erprobungsprozess durchlaufen haben und Evaluationsergebnisse vorweisen können. Dies ist jedoch keine Voraussetzung. Wer den Professionalisierungsstand der deutschen Ergotherapie kennt, weiß, dass eine derartige Auflage unrealistisch ist. Derzeit werden Programme bspw. im Rahmen von Bachelor- und Master-Arbeiten entworfen, allerdings fehlt es noch an Realisierungen bzw. Möglichkeiten zur Implementierung.

Die Reihen der EDITION VITA ACTIVA repräsentieren mit den in ihr erscheinenden Assessments, Befunderhebungsinstrumenten und Programmen einen bestimmten Entwicklungsschritt im Professionalisierungsprozess ergotherapeutischer Praxis: die

Einsicht in die Notwendigkeit terminologischer Genauigkeit sowie standardisierter und wissenschaftlich überprüfter Vorgehensweisen. Insgesamt will VITA ACTIVA hiermit einen Beitrag zum kritischen Umgang mit Erhebungsinstrumenten und zur Qualitätssicherung ergotherapeutischer Maßnahmen leisten. Nachfolgend werden Studien zu den in dieser Reihe erschienenen Instrumenten und Programmen erforderlich sein und hoffentlich auch angeregt.
Erst gut validierte Grundlagen, von denen es bisher noch zu wenige gibt, werden langfristig dazu beitragen, dass auch die deutschsprachige Ergotherapie bspw. im Rahmen größerer Forschungsprojekte ihren genuinen Beitrag zu Therapie-, Rehabilitations- und Präventionserfolgen evident nachweisen kann.

Die Herausgeber
Ulrike Marotzki, Christiane Mentrup, Peter Weber

Literatur

Deutscher Verband der Ergotherapeuten (DVE) e. V. (2006). „Prävention und Gesundheitsförderung" in der Ergotherapie. Broschüre, Karlsbad.

Fazio, L. (2001). Developing occupation-centered Programs for the Community: A Workbook for Students and Professionals. Upper Saddle River, New Jersey: Prentice Hall.

Kielhofner, G. (2008). Model of Human Occupation. Theory and Application. 4th ed., Baltimore: Lippincott Williams & Wilkins.

Mandel, D.; Jackson J.; Zemke, R.; Nelson, L.; Clark, F. (1999). Lifestyle Redesign. Implementing the Well Elderly Program. Betesda: The American Occupational Therapy Association Inc.

Vorwort der Übersetzer

Wir freuen uns, dass die Ergotherapie im deutschsprachigen Raum der deutschen Übersetzung des ergotherapeutischen Interventionsmanuals *Handeln gegen Trägheit* so viel Aufmerksamkeit schenkt.

In dem Arbeitsbuch waren als erste Zielgruppe Menschen mit schweren psychischen Erkrankungen ausgewählt worden, da sie Hilfsangebote aufgrund ihrer „Trägheit" häufig gar nicht erst erreichen. Die grundlegenden Gedanken der Intervention sind aber aus unserer Sicht nicht störungsspezifisch, sondern ergotherapeutisch. Es geht um Teilhabe, Betätigungsbalance, Krankheitsbewältigung (im Sinne von Recovery) und das Erreichen eines Maximums an Lebensqualität.

Diese Themen haben auch eine große Bedeutung für Menschen, die an einer Demenz erkrankt sind. Deshalb freuen wir uns, mit dem vorliegenden Buch spezifisches Ergänzungsmaterial für diese Zielgruppe in der deutschen Übersetzung zur Verfügung stellen zu können.

Menschen mit Demenz sind aufgrund der krankheitsspezifischen Veränderungen in ihrer Alltagsgestaltung erheblich eingeschränkt. Die selbstständige Planung und Durchführung bedeutungsvoller Aktivitäten, die Aufrechterhaltung der täglichen Routine sowie die Gestaltung sozialer Kontakte sind gleichzeitig große Herausforderung und wichtige Bausteine einer gesundheitsförderlichen Lebensweise. Da diese Themen zentrale Inhalte von Handeln gegen Trägheit sind, können auch Menschen mit Demenz und deren Versorgungsumfeld von dieser Intervention profitieren.

Das Manual enthält ausführliche Informationen über biologische, psychologische und soziale Veränderungen, die durch eine Demenzerkrankung verursacht werden. Die Auswirkungen auf Aktivitäten und den Lebensalltag der Betroffenen und deren Umfeld werden beleuchtet. Es wird beschrieben, wie Aktivitäten genutzt werden können, um das Risiko und die Symptome der Demenz zu reduzieren.

Die Arbeitsblätter dieses Manuals bieten eine konkrete Hilfestellung für Betroffene und Anwender, die momentanen Aktivitätsmuster zu analysieren sowie zu erarbeiten, wie Alltagsaktivitäten erfolgreich und zufrieden bewältigt werden können.

So kann mithilfe dieses Manuals eine klientenzentrierte ergotherapeutische Intervention geplant und durchgeführt werden. Es gibt damit eine wichtige Hilfestellung für eine gelungene therapeutische Unterstützung von Betroffenen und beteiligten Gesundheitsdienstleistern.

Unser Dank gilt im besonderen Megan Edgelow und den kanadischen Kolleginnen, die dieses Ergänzungsmaterial entwickelt haben und mit ihrer Zustimmung eine Übersetzung ins Deutsche unkompliziert ermöglichten – ganz im Sinne der Ergotherapie und der von Demenz betroffenen Menschen.

Munja Araci und Andreas Pfeiffer

Wie hängen Demenz und Teilhabe an Aktivität zusammen?

Definition Demenz

Demenz wird im DSM-5 (Diagnostic and Statistical Manual of Mental Disorders, englisch für „Diagnostischer und statistischer Leitfaden psychischer Störungen") als neurokognitive Störung bezeichnet, d. h. als eine Störung des Gehirns, deren meiste Formen progressiv sind, die das Denken und in späteren Stadien das Verhalten beeinflusst sowie zu Schwierigkeiten in der Durchführung von Alltagsaktivitäten führt (Shaber, 2011). Die häufigsten Formen der progressiven Demenz sind die Alzheimer-Krankheit und die vaskuläre Demenz, die 90 % aller Demenzerkrankungen ausmachen. Die restlichen 10 % bestehen aus durch Morbus Parkinson oder Chorea Huntington verursachten Demenzen, frontotemporaler Demenz und dem HIV/Aids-Demenz-Komplex (Shaber, 2011).

In den frühen Phasen der Demenz können die verschiedenen Formen noch an den Anzeichen und Symptomen unterschieden werden, im Laufe der Zeit und mit fortschreitender Degeneration verschmelzen die Formen der Demenz und ihre Begleitsymptome aber miteinander. Kennzeichen der **Alzheimer-Demenz** sind Probleme mit Sprach- und Exekutivfunktionen wie Gedächtnis, Planung und Problemlösung (Alzheimer Society of Canada, 2015; Shaber, 2011). Die **vaskuläre Demenz,** die andere häufigste Form, ist durch das gleichzeitige Auftreten anderer zerebrovaskulärer Erkrankungen und Risikofaktoren wie Bluthochdruck, Diabetes und Rauchen beeinflusst und kann zusätzlich motorische Probleme mit sich bringen (Alzheimer Society of Canada, 2015; Shaber, 2011).
Zuletzt können andere Demenzformen, wie **frontotemporale Demenz, Huntington-** und **Parkinson-Krankheit** und **Lewy-Körper-Demenz,** durch Persönlichkeitsveränderungen, verlangsamte Bewegungen und Gedanken sowie fluktuierende Kognition, visuelle Halluzinationen und motorische Einschränkungen geprägt sein (Alzheimer Society of Canada, 2015; Shaber, 2011).
Demenz kann einen tiefgreifenden Einfluss auf die Alltagsfunktionen und -aktivitäten der Betroffenen haben. Die folgenden Symptome können beobachtet werden:

- **Amnesie und Gedächtnisverlust mit Einfluss/Auswirkungen auf die Alltagsfunktionen,** dies betrifft Ereignisse, Gegenstände, Orte oder vertraute Gesichter;
- **Unfähigkeit, neue Informationen aufzunehmen,** Angst und Verwirrung angesichts neuer Situationen;
- verminderte Initiative und Interesse an Aktivitäten, Rückzug, Teilnahmslosigkeit, **Apathie und vermindertes Interesse an zuvor genossenen Aktivitäten;**
- **Stimmungs- und Verhaltensänderungen** wie Depression, Angst, Reizbarkeit und Argwohn;
- **Schwierigkeiten mit Kommunikation und sozialen Interaktionen,** Verlust des Wortschatzes, Probleme andere zu verstehen und sich selbst gedanklich und schriftlich auszudrücken;
- Veränderungen der Gehfähigkeit und der Bewegung, wie z. B. **die Unfähigkeit, Bewegung zu initiieren und zu planen; Verlust der Erinnerung und Gleichgewichtsprobleme;**
- **visuelle Defizite und veränderte Wahrnehmung,** einschließlich Verlust der Tiefenwahrnehmung und Unfähigkeit, Bewegung wahrzunehmen;
- **Schwierigkeiten in der Durchführung von bekannten Aufgaben und Aktivitäten,** z. B. sich anziehen, was auf die Unfähigkeit, visuelle, auditive und andere Empfindungen wahrzunehmen, zurückzuführen sein kann;
- **kognitive Veränderungen,** wie etwa zeitliche und örtliche Desorientierung, verminderte Urteilsfähigkeit und Problemlösung sowie Probleme mit abstraktem Denken (z. B. Bankgeschäfte und Bezahlung von Rechnungen);
- **Schwierigkeiten beim Interpretieren von Klängen, visuellen Objekten oder Bildern und Tastempfindungen** können dazu führen, dass Personen ein Objekt nicht erkennen oder es mit seiner Verwendung assoziieren können;
- **fehlende Einsicht** für kognitive Defizite;

(Alzheimer Society of Canada, 2015; Shaber, 2011)

Diese Symptome betreffen nicht nur Menschen mit Demenz, sondern auch deren Familie und Freunde und können durch verschiedene Faktoren verursacht werden. Das Erleben der Demenz ist bei jedem Individuum einzigartig und nicht alle Symptome treten bei jedem Betroffenen mit Demenz auf.
Dieses Ergänzungsmaterial wird untersuchen, wie Demenz die Teilhabe an Aktivität beeinflussen kann und wie für den Klienten bedeutungsvolle Aktivitäten genutzt werden können, um die Symptome zu verzögern und/oder zu lindern.

Biologische Erklärungen

Die biologischen Erklärungen fokussieren die Strukturen und neurophysiologischen Funktionen des menschlichen Körpers, die eine Veränderung von Aktivitäten und Aktivitätsmustern bedingen können.

Hirnstruktur

Um zu verstehen, wie demenzbedingte Veränderungen der Hirnstruktur zu Veränderungen der Aktivitäten führen, ist es zunächst wichtig, die verschiedenen Formen von Gedächtnis und Gedächtnisprozessen sowie die normalen Veränderungen des Gehirns als Begleiterscheinung des Alters vorzustellen.

Das Gedächtnis kann in das *sensorische Gedächtnis,* das *Kurzzeitgedächtnis* und das *Langzeitgedächtnis* unterteilt werden, wobei das letztere weiter in das *explizite* und das *implizite Gedächtnis* differenziert werden kann. Das implizite Gedächtnis beinhaltet das *prozedurale Gedächtnis,* also die unbewussten Erinnerungen an Fähigkeiten und Tätigkeiten (Anderson, 2005). Das explizite Gedächtnis, welches bewusstes Denken einschließt, kann weiter zum *deklarativen Gedächtnis,* d. h. zur Erinnerung an Tatsachen und Ereignisse, erweitert werden. Das deklarative Gedächtnis umfasst auch das *episodische Gedächtnis* – die Erinnerungen an Ereignisse und Erfahrungen – sowie das *semantische Gedächtnis,* die Erinnerungen an Fakten und allgemeine Konzepte (Anderson, 2005).

Erinnerungsprozesse umfassen Codierung, Speicherung und Abruf.
Die sensorische Information wird vorübergehend im sensorischen Gedächtnis gespeichert und bei Bedarf im Arbeitsgedächtnis weiterverarbeitet (Anderson, 2005). Durch die *Codierung* wird die Information in das Langzeitgedächtnis übernommen und gespeichert. *Abruf* ist der Prozess, bei dem Informationen aus dem Langzeitgedächtnis in den „Arbeitsspeicher" zurückgeholt und somit für den bewussten Gebrauch verfügbar gemacht werden (Anderson, 2005).

Es ist ein natürlicher Vorgang, dass es im Alter durch den Verlust von Gehirnzellen und Dendriten und einer Senkung des Neurotransmitterspiegels zu Veränderungen des Gedächtnisses kommt. Diese Veränderungen stehen im Zusammenhang mit der

Art, wie die Zellen des Gehirns miteinander kommunizieren und Informationen im Gehirn weiterleiten (Anderson, 2005; Troyer & Vandermorris, 2012).
Einige Hirnareale sind davon jedoch stärker betroffen als andere.

Durch den Alterungsprozess des Gehirns wird die Codierung von Informationen nur leicht beeinflusst (im Gegensatz zu den Veränderungen durch die Demenz, Anm. der Übersetzer), wodurch das Kurzzeitgedächtnis nur geringe Einschränkungen zeigt. Beim Langzeitgedächtnis sind die Einschränkungen größer, da es in mehrfacher Hinsicht beeinträchtigt wird. Das implizite, unbewusste prozedurale Gedächtnis ist ein Areal des Gedächtnisses, welches im Verlauf des Lebens sehr stabil wirkt, was der Grund für Gewohnheiten sein kann, die Individuen in der Durchführung von Alltagstätigkeiten entwickeln (Troyer & Vandermorris, 2012). Ähnlich stabil ist im semantischen Gedächtnis die Erinnerung an Fakten und Vokabeln, die mit dem Alter sogar zunehmen kann (American Psychological Association, 2015; Troyer & Vandermorris, 2012).
Etwas nach dem 20. Lebensjahr scheint die größte Veränderung im Gedächtnis stattzufinden, indem die Fähigkeit, Ereignisse abzurufen und wiederzuerkennen, allmählich abnimmt (Troyer & Vandermorris, 2012). Die oben ausgeführten Informationen stützen die Erkenntnis, dass die Codierung der Information leichten negativen Veränderungen ausgesetzt ist, die Speicherung der Information jedoch nur sehr wenig beeinflusst wird, während der am meisten durch das Alter veränderte Prozess das Wiederabrufen von Informationen ist.
Es ist wichtig, die normalen Veränderungen des Gedächtnisses zu kennen, um im Vergleich die altersbedingten Veränderungen der Hirnstruktur von den mit Demenz verbundenen Veränderungen unterscheiden zu können. Die Veränderungen des Gedächtnisses sind infolge einer Demenz schwerwiegender als durch normales Altern und sie gehen mit verminderter Kognition in Bezug auf Sprache, Problemlösung, Planung und Organisation von Verhalten sowie auf Ideen, Entscheidungsfindung, Urteilsvermögen und mentale Flexibilität einher (de Andrade et al., 2013; Troyer & Vandermorris, 2012). Als fortschreitende Krankheit kann dies zur Unfähigkeit führen, für sich selbst zu sorgen. Selbstfürsorge, Produktivität und Freizeitaktivitäten sind folglich stark beeinträchtigt oder gar unmöglich.
Amyloid-Plaques, Neurofibrillen-Bündel und der Verlust von Zellverbindungen sind Veränderungen in der Struktur und Funktion des Gehirns, die die auftretenden Gedächtnis-, kognitiven, Persönlichkeits- und Handlungsprobleme von Alzheimer-Patienten erklären können. Amyloid-Plaques, die sich zwischen Nervenzellen im Gehirn ablagern (National Institute on Aging, 2002), sind toxisch für Gehirnzellen,

verändern die Plastizität der Zell-Synapse oder verursachen Neurotoxizität durch Entzündung und Dysregulation der Ionenhomöostase (Prangkio, Yusko, Sept, Yang & Mayer, 2012). Sie können Neurofibrillen-Bündel verursachen oder verstärken (Gotz, Schild, Hoerndli & Pennanen, 2004). Neurofibrillen-Bündel, bei denen es sich um verdrillte Proteinstränge in Nervenzellen handelt (National Institute on Aging, 2002), unterbrechen die Prozesse im Gehirn und schneiden die lebende Zelle nach und nach ab (Alzheimer Society of Canada, 2015). Obwohl Amyloid-Plaques und Neurofibrillen-Bündel in den Gehirnen von alternden Erwachsenen vorkommen können, sind diese Proteinstrukturen bei der Alzheimer-Krankheit häufiger vorhanden, was viele glauben lässt, dass sie für die meisten Symptome und das Fortschreiten der Krankheit verantwortlich sind, da mehr Neuronen geschädigt werden und dies letztlich zur Hirnatrophie und Schrumpfung des Hirngewebes führen kann (National Institute on Aging, 2002). Durch das Abtrennen der Zellen gehen Zellverbindungen zwischen Neuronen verloren, was ein Absterben der Neuronen und eine Hirnatrophie zur Folge hat, die dann eine umfangreiche Gewebeschädigung verursacht (National Institute on Aging, 2002). Eine vaskuläre Demenz tritt auf, wenn Gefäße im Gehirn blockiert oder erkrankt sind, wodurch verhindert wird, dass Blut das Gehirn erreicht, was letztlich zum Zelltod führt (Alzheimer Society of Canada, 2016).

Neurophysiologische Veränderungen

Neurotransmitter, chemische Substanzen im Gehirn, sind dafür verantwortlich, verschiedene Nachrichten durch das Gehirn zu senden, indem sie andere Zellen anregen oder hemmen (Anderson, 2005). Beim normalen Altern nehmen die Neurotransmitterspiegel im Gehirn mit nur wenig bis gar keinen Auswirkungen auf Intellekt oder Funktionen ab. Am deutlichsten wird das bei Dopamin sowie bei Acetylcholin- und Serotoninsystemen, die weitgehend für die Regulation und Beeinflussung von Bewegung, Stimmung, Aufmerksamkeit und höheren kognitiven Leistungen verantwortlich sind (Karlsson, 1993). Bei einer Demenz zeigt sich jedoch, dass die Menge an Neurotransmittern stärker abnimmt als im normalen Alterungsprozess und sich die Aktivität der Neurotransmitter in Bezug auf die Verbindungen und Rezeptoren zwischen den Zellen verändert (Alisky, 2006; Pedigo, 1994). Der Verlust von Neurotransmittern kann sich unterschiedlich auswirken, abhängig von der Region des Gehirns, auf die sie einwirken, und ihrer Funktion im Gehirn. Es kann zu Halluzinationen, Gangstörungen und kognitiver Beeinträchtigung kommen (Amenta, Zaccheo & Collier, 1991; Karlsson, 1993).

Der Einfluss von Medikamenten auf die Aktivität

Aufgrund der großen Bandbreite von Symptomen und Veränderungen der Neurotransmitter bei Menschen mit Demenz gibt es verschiedene Behandlungsmöglichkeiten mit Medikamenten. Einige Medikamente bewirken eine Erhöhung der Neurotransmitter im Gehirn, wie zum Beispiel Acetylcholinesterasehemmer, die den Abbau von Acetylcholin im Gehirn reduzieren und so Gedächtnis, Denkvermögen, Stimmung und Verhalten erhalten (Assal & Cummings, 2002; Bowens, 2007). Medikamente wie z. B. Antipsychotika, Hypnotika und Antidepressiva können verwendet werden, um die psychologischen und Verhaltenssymptome von Demenz zu lindern.

Diese Medikamente können jedoch zu einer Vielzahl von Nebenwirkungen, darunter Sedierung, Stürze, Gangunsicherheit, Verwirrtheit, Übelkeit, Erschöpfung, Unruhe, Angstzustände, und auch zur Verschlechterung anderer Demenzsymptome führen (Alzheimer's Society, 2012; Friedman, 2012). Schwerwiegende Nebenwirkungen können auch Mortalität und ein erhöhtes Apoplexie-Risiko sein (Nascimento et al., 2014; Rodriguez-Sanchez et al., 2014). Deshalb können Medikamente einige der Demenzsymptome zwar wirksam reduzieren, es besteht aber auch ein Risiko schädlicher Nebenwirkungen und der Verschlechterung anderer Symptome. Diese Nebenwirkungen können ebenfalls ein Grund dafür sein, dass Menschen mit Demenz an einer Vielzahl von Aktivitäten nicht mehr teilhaben können.

Psychologische Erklärungen

Durch das Fortschreiten der Demenz können Betroffene zusätzlich zu den strukturellen und den biochemischen Veränderungen im Gehirn auch Funktionsveränderungen in Form von neuropsychiatrischen Störungen erleiden. Diese zeigen sich dann in Stimmungsschwankungen, Ängsten, Apathie, Psychosen, leichterer Irritierbarkeit, Wahnvorstellungen (meist Verfolgungswahn), Halluzinationen (meist visuell) und – infolge der Veränderungen im Frontallappen des Gehirns – in Persönlichkeitsveränderungen, Euphorie und Enthemmung (Assal & Cummings, 2002; Atti et al., 2014; Johnson, Watts, Chapin, Anderson & Burns, 2011; Shaber, 2011). Die neuropsychiatrischen Symptome umfassen bei den verschiedenen Subtypen der Demenz auch Schlafstörungen, die bei bis zu 90 % aller Erkrankten auftreten (Holmgren et al., 2014). Auch Erschöpfung kann bei Menschen mit Demenz eine große Rolle spielen, da Aufgaben, die zuvor als einfach betrachtet wurden, nun sehr viel mehr kognitive Energie benötigen (Shaber, 2011). Viele Menschen mit Demenz leiden auch unter Schlaflosigkeit, Schlafsucht oder dem Bedarf, am Tage viele „Nickerchen" zu halten, was die Durchführung alltäglicher Aufgaben und Aktivitäten ebenfalls beeinträchtigt (Nascimento et al., 2014). In ihrer Studie fanden Johnson, Watts, Chapin, Anderson & Burns (2011) insbesondere heraus, dass bei allen Formen der Demenz Stimmungsschwankungen, vor allem im Hinblick auf Depression und Apathie, am auffälligsten waren, gefolgt von Psychosen und Veränderungen im Frontallappen. Wenn die Demenz in späteren Stadien voranschreitet, nehmen Psychosen und durch Veränderungen im Frontallappen verursachte frontale Symptome jedoch zu, einhergehend mit einer allgemeinen Zunahme neuropsychiatrischer Symptome (Aalten et al., 2007; Johnson, Watts, Chapin, Anderson & Burns, 2011).

Diese neuropsychiatrischen Symptome können, abhängig vom jeweiligen Symptom, die Aktivitätsteilnahme auf unterschiedliche Weise beeinflussen. Zum Beispiel kann eine Person mit Stimmungsschwankungen, wie z. B. Depressionen, das Interesse an den Aktivitäten verlieren, die sie früher genossen hat, sich vermehrt zurückziehen oder generell die Fähigkeit verlieren, Vergnügen zu erleben. Apathie kann zu mangelnder Motivation führen, was zu Schwierigkeiten bei der Initiierung der täglichen Hausarbeit oder der Hygieneaktivitäten, verminderter Geselligkeit und geringerer emotionaler Ausdrucksfähigkeit führen kann (Friedman, 2012). Personen mit Verfolgungswahn oder visuellen Halluzinationen können ihre Umgebung verändert wahrnehmen und zum Beispiel das Gefühl haben, andere wollen ihnen etwas Böses, was soziale Interaktionen und Aktivitäten erschwert. Schließlich können Veränderungen in der Persönlichkeit, wie beispielsweise Aggression und Enthemmung, dazu führen, dass Widerstand gegen Aktivitäten zur Selbstversorgung geleistet, verbale und körperliche Aggressionen gegen Mitmenschen sowie unangemessenes Verhalten gezeigt werden, was zu Problemen bei der Teilnahme an Aktivitäten mit anderen Menschen führt (Friedman, 2012). Neuropsychiatrische Symptome sind häufig mit einem Rückgang der Funktionsfähigkeit, des Medikamentengebrauchs, vermehrten Krankenhausaufenthalten oder einem Umzug der Person in ein Pflegeheim verbunden (Ballard, Day, Sharp, Wing & Sorensen, 2008; Friedman, 2012). Die Möglichkeit zu sozialer Interaktion und zu Aktivitäten in einem Krankenhaus oder einer Pflegeeinrichtung kann direkte Auswirkungen auf die Teilhabe an Aktivitäten, die individuelle Funktionsfähigkeit sowie auf Nebenwirkungen von Medikamenten haben. Menschen mit Demenz können aufgrund der Erkrankung auch psychologische Symptome haben. So kann beispielsweise bereits der Versuch sie anzuziehen zu heftigen emotionalen und körperlichen Reaktionen wie Schreien und/oder Schlagen führen (Shaber, 2011). Diese Reaktionen sind teilweise auf demenzbedingte Veränderungen zurückzuführen, aber auch auf die Frustration, eine Aufgabe, die früher einfach war, nicht mehr selbstständig durchführen zu können. In einer Studie zur Messung der Lebensqualität von Cahill et al. (2004) zeigte sich, dass Personen mit Demenz im Vergleich zu anderen häufiger angaben, dass sie ihre sich verschlechternde Gesundheit und ihre zu erwartende Abhängigkeit von anderen am stärksten belasten. In weiteren Studien zur Lebensqualität von Menschen mit Demenz sahen Pflegekräfte die Funktionsfähigkeit als am engsten mit der verminderten Lebensqualität verbunden, während Menschen mit Demenz selbst angaben, dass Depression und Angst hier den größten Einfluss haben (Hoe, Hancock, Livingston & Orrell, 2006). Dies zeigt, dass die körperlichen Fähigkeiten der Personen möglicherweise nicht bezeichnend für die Zufriedenheit sind, während Änderungen der psychologischen Symptome die Lebensqualität stark beeinflussen können. Symptome wie Depressionen und Angstzustände können die Teilnahme an Aktivitäten behindern, da die Person möglicherweise aufgrund der Stimmungs- und Motivationsänderungen nicht in der Lage oder nicht bereit ist, an Aktivitäten teilzunehmen, die sie zuvor genossen hat. Bowens (2007) fand heraus, dass fehlender Genuss und geringe Aktivität den stärksten negativen Einfluss auf die Lebensqualität der Menschen mit Demenz haben.

Für Betroffene kann eine früh einsetzende Demenz, die vor dem 65. Lebensjahr beginnt, psychisch besonders schwierig zu bewältigen sein und führt zu einer Abnahme der Teilhabe an Aktivität. Diese Personen haben möglicherweise einen Arbeitsplatz, eigene Kinder zu Hause und weitere Verantwortlichkeiten. Eine früh beginnende Demenz, mit Auswirkungen auf die eigenen Fähigkeiten kann ihre Karriere beenden und zum Verlust ihrer Unabhängigkeit in Lebensrollen und zu psychischen Belastungen führen (Hewitt, Watts, Hussey, Power & Williams, 2013). Insbesondere kann der Verlust der Betätigung sowohl am Arbeitsplatz als auch in der Freizeit oder in der eigenen Rolle dazu führen, dass Betroffene ihren Selbstwert verlieren (Hewitt, Watts, Hussey, Power & Williams, 2013). Der Verlust des Führerscheins oder der eigenen Mobilität kann von Menschen mit Demenz ebenfalls als ein enormer psychologischer Verlust- und Trauerprozess angesehen werden, wenn sie aufgrund der Verminderung bestimmter kognitiver Prozesse, die für das Fahren notwendig sind, ihren Führerschein abgeben müssen (Alzheimer Society of Canada, 2015). Leider fehlt es häufig auch an spezialisierten Angeboten für Personen mit früh beginnender Demenz, was ebenfalls zu mehr Stress und der Unfähigkeit in der Krankheitsbewältigung führen kann (Hewitt, Watts, Hussey, Power & Williams, 2013).

Soziale Erklärungen

Wenn bei einem Menschen eine Demenzdiagnose gestellt wird, können zuerst Beschäftigungen wie Arbeit, Ehrenämter und einige Freizeitaktivitäten davon betroffen sein. Besonders betroffen sind Aktivitäten, die komplexes Denken und neues Lernen erfordern (Shaber, 2011). Darüber hinaus sind einige Alltagsaktivitäten betroffen, insbesondere die Regelung finanzieller Angelegenheiten, komplexe Aktivitäten zu Hause und das Autofahren (Shaber, 2011). Aus diesem Grund können sich Menschen von den Aktivitäten, die sie einst als sinnvoll erachteten, zurückziehen. Hinzu kommen mögliche Rollenwechsel, da der Betroffene in eine abhängige Rolle wechselt, während seine Familie oder Angehörige dann die Rolle eines Betreuers übernehmen. Dies kann sich negativ auf die Lebensqualität auswirken, da nach der Aussage älterer Menschen die Aufrechterhaltung ihrer Rolle in der Gesellschaft und die ständige Ausübung von Aktivitäten für sie von großer Bedeutung sind und dieses „Einbezogensein" zur Erhaltung von Gesundheit und Wohlbefinden beitragen kann (Hoe, Hancock, Livingston & Orrell, 2006; Tsunaka & Chung, 2012). Darüber hinaus können sich Betroffene auch als eine Belastung für ihre Bezugspersonen und Angehörigen empfinden, was zu einem verringerten Selbstwertgefühl führt, da sie nicht mehr in der Lage sind, die Rollen auszufüllen, die sie zuvor innehatten (Brod, Stewart, Sands & Walton, 1999; Cahill et al., 2004).

Die Person mit Demenz verbringt auch weniger Zeit mit Freunden, da sie nun die meiste Zeit in der Familie verbringt (Tsunaka & Chung, 2012). Gründe hierfür können die Unfähigkeit sein, die Freunde zu erkennen, oder Freunde und Angehörige empfinden die Verhaltenssymptome des Betroffenen als „merkwürdig", was dazu führt, dass sie sich von sozialen Beziehungen lösen und weniger unternehmen (Brod, Stewart, Sands & Walton, 1999; Tsunaka & Chung, 2012). Auch die Schwierigkeit mit anderen zu kommunizieren – wie zum Beispiel Probleme damit, ein Gespräch zu führen und die eigenen Gedanken und Gefühle auszudrücken – kann zu einer verminderten Teilhabe an Aktivitäten führen (Brod, Stewart, Sands & Walton, 1999; Tsunaka & Chung, 2012). Dies ist tragisch, weil Menschen mit Demenz besonders die sozialen Kontakte als wesentlich für ihr Wohlbefinden beschrieben haben und diese auch die Gefühle der Einsamkeit im eigenen Erleben reduzieren (Cahill et al., 2004).

Stigma

Im Allgemeinen bestehen für ältere Erwachsene grundsätzlich altersbedingte Stigmatisierungsrisiken, da bestimmte Ressourcen, Rechte und Teilnahme an Aktivitäten fehlen oder verweigert werden (Keating & Gaudet, 2012). Menschen mit Demenz können aufgrund ihrer Erkrankung noch mehr Stigmatisierung erfahren, was dazu führt, dass sie anders behandelt oder insgesamt von der Teilhabe ausgeschlossen werden. Familie und Freunde des Betroffenen können einem „widersprüchlichen Verlust" gegenüberstehen, denn während die Person physisch anwesend ist, ist sie es psychisch vielleicht nicht (Boss, 2006). Es kann sein, dass Freunde und die Familie sich von der betroffenen Person zurückziehen, weil sie mit der Störung nicht zurechtkommen und denken, dass nichts mehr getan werden kann, obwohl gerade jetzt soziale Unterstützung wichtiger denn je ist. Außerdem verstehen viele Menschen mit Demenz, was andere sagen, während diese annehmen, dass von Demenz Betroffene dies aufgrund ihrer kognitiven oder Kommunikationseinschränkungen nicht mehr können. Dies kann für Menschen mit Demenz unglaublich frustrierend sein, da sie sich dadurch lächerlich oder klein gemacht fühlen (Cahill et al., 2004; Rocha, Marques, Pinto, Sousa & Figueiredo, 2013). Da häufig davon ausgegangen wird, dass es keine Möglichkeit gibt, Menschen mit Demenz zu helfen, kommt es dazu, dass sie anders behandelt, ausgeschlossen und isoliert werden. Einige Menschen mit Demenz beschreiben sich selbst als entfremdet von der Welt, was teilweise auf das Stigma zurückzuführen ist, dem sie ausgesetzt sind, und auch mit dem Verlust ihrer Rollen und bedeutungsvollen Beiträge zur Gesellschaft zusammenhängt (Keating & Gaudet, 2012).

Wie Aktivität helfen kann, Demenzrisiko und Symptome zu reduzieren

Interventionen, wie z. B. Änderungen des Lebensstils, körperliche Aktivität, kognitive Beteiligung, Freizeitaktivitäten, Entspannung und richtige Ernährung, sind notwendig (Park, Gutchess, Meade & Stine-Morrow, 2007). Körperliche Fitness und Aktivität schützen vor Herz-Kreislauf-Erkrankung und Diabetes. Sie können auch dazu beitragen, das Risiko einer Demenzentwicklung zu verringern, indem sie kognitive Prozesse, wie Gedächtnis, Aufmerksamkeit und Verarbeitung, verbessern sowie das Ausmaß des kognitiven Rückgangs, einschließlich Demenz und Alzheimer-Krankheit um 28 % bzw. 45 % verringern (Farina, Rusted & Tabet, 2014; Gregory,

Parker & Thompson, 2012; Hamer & Chida, 2009; Lautenschlager & Almeida, 2006; Lee, 2014; Park, Gutchess, Meade & Stine-Morrow, 2007; Rodriguez-Sanchez et al., 2014). Körperliche Aktivität kann zu strukturellen und neurophysiologischen Veränderungen des Gehirns führen, wie z. B. erhöhte Hirndurchblutung, verminderte Bildung von Amyloid-Plaques und geringere neuronale Degeneration. Dies weist auf die Vorteile körperlicher Aktivität zur Verringerung des Demenzrisikos und der Symptomentwicklung hin (Farina, Rusted & Tabet, 2014; Gregory, Parker & Thompson, 2012; Hamer & Chida, 2009; Liu, Zhao, Zhang & Shi, 2013; Vital et al., 2012; Wang et al., 2013). Darüber hinaus kann körperliche Aktivität das Risiko von Stürzen reduzieren und das Gleichgewicht verbessern. Auch Kraft, posturale Kontrolle sowie die funktionelle Kapazität insgesamt werden erhöht. Dies ist wichtig, da Menschen mit Demenz aufgrund ihres erhöhten Sturzrisikos und ihrer verringerten körperlichen Leistungsfähigkeit möglicherweise an bestimmten Aktivitäten nicht teilnehmen können (de Andrade et al., 2013; Rodriguez-Sanchez et al., 2014; Schwenk et al., 2014; Suttanon et al., 2012). Die neuropsychiatrischen Symptome der Demenz können ebenfalls durch Training verbessert werden. Zum Beispiel kann körperliche Aktivität die Lebensqualität erhöhen und problematisches Verhalten und Depressionen verringern (Rodriguez-Sanchez et al., 2014). In Bezug auf die häufig bei Demenz auftretenden Schlafstörungen kann körperliche Aktivität ebenfalls nützlich sein. Sie kann die Zeit verringern, die zum Einschlafen benötigt wird und die Schlafdauer und -qualität erhöhen, wodurch der Betroffene ausgeruhter ist. Dies ist eine gute Voraussetzung, um an Aktivitäten während des Tages teilzunehmen (Nascimento et al., 2014).

Freizeitaktivitäten und kognitive Aktivitäten können auch für die Prävention von Demenz und in der Behandlung von Menschen mit Demenz hilfreich sein. Kognitive Freizeitaktivitäten wie Lesen, Puzzles und Spiele reduzieren nachweislich das Risiko kognitiver Beeinträchtigungen (Park, Gutchess, Meade & Stine-Morrow, 2007; Verghese, Wang, Katz, Sanders & Lipton, 2009). Lee (2014) fand heraus, dass eine häufige Teilnahme an kognitiven Aktivitäten das Risiko für Alzheimer um 33 % reduziert. In einer Studie von Smit, Willemse, de Lange & Pot (2014) wurde festgestellt, dass Freizeitaktivitäten zur Steigerung von Glück und Ernährungszustand beitragen können, während gleichzeitig Verhaltensprobleme, soziale Isolation und der Einsatz psychotroper Medikamente verringert werden (Smit, Willemse, de Lange & Pot, 2014). Beispielsweise wurde gezeigt, dass eine Gartengruppe für Personen mit früh einsetzender Demenz den Teilnehmern ein Gefühl von Sinn und Wert, Kameradschaft, Freude sowie Orientierung zu Zeit und Tag vermittelt und Angst reduziert

(Hewitt, Watts, Hussey, Power & Williams, 2013). Daher kann die Teilnahme an Freizeitaktivitäten zur Verbesserung der allgemeinen Lebensqualität und des Gesundheitszustands beitragen.
Insgesamt wurde festgestellt, dass die Teilnahme an Aktivitäten von Vorteil ist, unabhängig davon, ob es sich um körperliche, Freizeit- oder kognitive Aktivitäten handelt. Die Schlaganfallforschung wies nach, wie Übungen und Training das Gehirn reorganisieren können, und zeigte, wie Gehirne bei älteren Erwachsenen noch erweitert werden können, mit möglichen Vorteilen für die Durchführung von Aktivitäten bei Menschen mit Demenz (Park, Gutchess, Meade & Stine-Morrow, 2007). Insbesondere Park et al. (2007) weisen darauf hin, dass die Teilnahme an neuen Aktivitäten bessere Auswirkungen auf die Verbesserung der Kognition hat als die Durchführung von Aktivitäten, die dem Betroffenen bereits bekannt waren. Darüber hinaus legen Forschungen von Smit, Willemse, de Lange & Pot (2014) nahe, dass jede Aktivität für das Individuum sinnvoll sein muss, um positive Auswirkungen auf Stimmung, Engagement, Kognition und Verhalten zu haben. Die Teilnahme an solchen Aktivitäten bietet nicht nur Vorteile bei der Verringerung des Demenzrisikos und der Symptomprogression, sie gibt dem Leben Sinn und Erfüllung und erhöht die Möglichkeiten für persönliche Beziehungen und soziale Interaktion (Tsunaka & Chung, 2012). In einer Studie von Cahill et al. (2004) beschrieben Menschen mit Demenz, wie viel Freude und Glück es für sie bedeutet, aktiv zu bleiben, mit Freunden und der Familie im sozialen Kontakt zu sein und Zeit zu verbringen sowie die Natur zu genießen. Insbesondere wurde festgestellt, dass es für den Menschen wichtig ist, eine Routine zu haben, was ihm hilft, zu wissen, was jeden Tag zu erwarten ist, sich nützlich zu fühlen und so sein Selbstwertgefühl und Wert zu steigern (Cahill et al., 2004). Daher kann die Förderung und Bereitstellung sinnvoller Aktivitäten die Lebensqualität von Menschen mit Demenz erheblich verbessern (Volicer, 2007).

Literatur

Aalten, P., Verhey, F. R. J., Boziki, M., Bullock, R., Byrne, E. J., Camus, V., Caputo, M., Collins, D., De Deyn, P. P., Elina, K., Frisoni, G., Girtler, N., Holmes, C., Hurt, C., Marriott, A., Mecocci, P., Nobili, F., Ousset, P. J., Reynish, E., Salmon, E., Tsolaki, M., Vellas, B. & Robert, P. H. (2007). Neuropsychiatric syndromes in dementia. Dementia and Geriatric Cognitive Disorders, 24, 457-463. doi:10.1159/000110738

Alisky, J. M. (2006). Neurotransmitter depletion may be a cause of dementia pathology rather than an effect. Medical Hypotheses, 67, 556-560. doi:10.1016/j.mehy.2006.02.043

Alzheimer's Association (2015). Tips for living day to day. Retrieved July 1, 2015 from http://www.alz.org/i-have-alz/downloads/ihavealz_tipsfordailylife.pdf

Alzheimer's Society (2012). Drugs used to relieve behavioural and psychological symptoms in dementia. Retrieved from http://www.alzheimers.org.uk/site/scripts/documents_info.php?documentID=110

Alzheimer Society of Canada (2015). About dementia. Retrieved from http://www.alzheimer.ca/en/About-dementia/Alzheimer-s-disease/10-warning-signs

Alzheimer Society of Canada (2016). Vascular dementia. Retrieved from http://www.alzheimer.ca/en/About-dementia/Dementias/Vascular-Dementia.

Amenta, F., Zaccheo, D. & Collier, W. L. (1991). Neurotransmitters, neuroreceptors and aging. Mechanisms of Ageing and Development, 61, 249-273.

American Psychological Association (2015). Memory and aging. Retrieved from http://www.apa.org/pi/aging/memory-and-aging.pdf

Anderson, J. R. (2005). Cognitive psychology and its implications. New York, NY: Worth Publishers.

Assal, F. & Cummings, J. L. (2002). Neuropsychiatric symptoms in the dementias. Current Opinion in Neurology, 15, 445-450. doi:10.1097/00132980-200302010-00005

Atti, A. R., Ferrari Gozzi, B., Zuliana, G., Bernabei, V., Scudellari, P., Berardi, D., De Ronchi, D., Tarricone, I. & Menchetti, M. (2014). A systematic review of metabolic side effects related to the use of antipsychotic drugs in dementia. International Psychogeriatrics, 26(1), 19-37. doi:10.1017/S1041610213001658

Ballard, C., Day, S., Sharp, S., Wing, G. & Sorensen, S. (2008). Neuropsychiatric symptoms in dementia: Importance and treatment considerations. International Review of Psychiatry, 20(4), 396-404. doi:10.1080/09540260802099968

Boss, P. (2006). Loss, Trauma, and Resilience: Therapeutic Work With Ambiguous Loss, New York, NY: WW Norton.

Bowens, L. B. (2007). Alzheimer's/dementia quality of life as perceived by caregiver after admission to hospice home care. Retrieved from ProQuest Dissertations & Theses http://gradworks.umi.com/14/44/1444029.html

Brod, M., Stewart, A. L., Sands, L. & Walton, P. (1999). Conceptualization and measurement of quality of life in dementia: The Dementia Quality of Life Instrument (DQoL). The Gerontologist, 39(1), 25-35.

Cahill, S., Begley, E., Topo, P., Saarikalle, K., Macijauskiene, J., Budraitiene, A., Hagen, I., Holthe, T. & Jones, K. (2004). Dementia, 3(3), 313-330. doi:10.1177/1471301204045163

Canadian Society for Exercise Physiology (CSEP) (n.d.). Canadian physical activity guidelines: For adults 18-64. Retrieved July 1, 2015 from http://www.csep.ca/en/guidelines/get-the-guidelines

Canadian Society for Exercise Physiology (CSEP) (n.d.). Canadian physical activity guidelines: 65 years & older. Retrieved July 1, 2015 from http://www.csep.ca/CMFiles/Guidelines/CSEP_PAGuidelines_older-adults_en.pdf

Court, J. A. & Perry, E. K. (2003). Neurotransmitter abnormalities in vascular dementia. International Psychogeriatrics, 15(1), 81-87. doi:10.1017/S1041610203009013

de Andrade, L. P., Gobbi, L. T. B., Coelho, F. G. M., Christofoletti, G., Riani Costa, J. L. & Stella, F. (2013). Benefits of multimodal exercise intervention for postural control and frontal cognitive functions in individuals with Alzheimer's disease: A controlled trial. Journal of the American Geriatrics Society, 61(11), 1919-1926. doi:10.1111/jgs.12531

Farina, N., Rusted, J. & Tabet, N. (2014). The effect of exercise interventions on cognitive outcome in Alzheimer's disease: A systematic review. International Psychogeriatrics, 26(1), 9-18. doi:10.1017/S1041610213001385

Friedman, M. (2012). Treatment of neuropsychiatric symptoms in dementia. Medicine & Health Rhode Island, 95(7), 212-213.

Gregory, S. M., Parker, B. & Thompson, P. D. (2012). Physical activity, cognitive function, and brain health: What is the role of exercise training in the prevention of dementia? Brain Sciences, 2, 684-708. doi:10.3390/brainsci2040684

Gotz, J., Schild, A., Hoerndli, F. & Pennanen, L. (2004). Amyloid-induced neurofibrillary tangle formation in Alzheimer's disease: Insight from transgenic mouse and tissue-culture models. International Journal of Developmental Neuroscience, 22, 453-465. doi:10.1016/j.ijdevneu.2004.07.013

Hamer, M. & Chida, Y. (2009). Physical activity and risk of neurodegenerative disease: A systematic review of prospective evidence. Psychological Medicine, 39, 3-11. doi:10.1017/S0033291708003681

Hewitt, P., Watts, C., Hussey, J., Power, K. & Williams, T. (2013). Does a structured gardening programme improve well-being in young-onset dementia? A preliminary study. British Journal of Occupational Therapy, 76(8), 355-361. doi:10.4276/030802213X13757040168270

Hoe, J., Hancock, G., Livingston, G. & Orrell, M. (2006). Quality of life of people with dementia in residential care homes. British Journal of Psychiatry, 188, 460-464. doi:10.1097/WAD.0b013e318194fc1e

Holmgren, S., Hjorth, E., Schultzberg, M., Larksater, M., Frenkel, D., Tysen-Backstrom, A. C., Aarsland, D. & Freund-Levi, Y. (2014). Neuropsychiatric symptoms in dementia – A role for neuroinflammation? Brain Research Bulletin, 108, 88-93.

Johnson, D. K., Watts, A. S., Chapin, B. A., Anderson, R. A., Burns, J. M. (2011). Neuropsychiatric profiles in dementia. Alzheimer Disease & Associated Disorders, 25(4), 326-332. doi:10.1097/WAD.0b013e31820d89b6.

Karlsson, I. (1993). Neurotransmitter changes in aging and dementia. Nordic Journal of Psychiatry, 47(28), 41-44.

Keating, N. & Gaudet, N. (2012). Quality of life of persons with dementia. The Journal of Nutrition, Health & Aging, 16(5), 454-456. doi:10.1007/s12603-011-0346-4

Lautenschlager, N. T. & Almeida, O. P. (2006). Physical activity and cognition in old age. Current Opinion in Psychiatry, 19(2), 190-193. doi:10.1097/01.yco.0000214347.38787.37

Lee, P. L. (2014). The relationship between memory complaints, activity and perceived health status. Scandinavian Journal of Psychology, 55, 136-141. doi:10.1111/sjop.12107

Liu, H. L., Zhao, G., Zhang, H., Shi, L. D. (2013). Long-term treadmill exercise inhibits the progression of Alzheimer's disease-like neuropathology in the hippocampus of APP/PS1 transgenic mice. Behavioural Brain Research, 256, 261-272. doi:10.1016/j.bbr.2013.08.008

Nascimento, C. M. C., Ayan, C., Cancela, J. M., Gobbi, L. T. B., Gobbi, S. & Stella, F. (2014). Effect of a multimodal exercise program on sleep disturbances and instrumental activities of daily living performance on Parkinson's and Alzheimer's disease patients. Geriatrics & Gerontology International, 14, 259-266. doi:10.1111/ggi.12082

National Institute on Aging (2002). Alzheimer's disease: Unraveling the mystery. Retrieved from http://www.nia.nih.gov/alzheimers/publication/alzheimers-disease-unraveling-mystery/preface

Park, D. C., Gutchess, A. H., Meade, M. L. & Stine-Morrow, E. A. L. (2007). Improving cognitive function in older adults: Nontraditional approaches. Journals of Gerontology, 62B(1), 45-52. doi:10.1093/geronb/62.special_issue_1.45

Pedigo, N. W. (1994). Neurotransmitter receptor plasticity in aging. Life Sciences, 55(25/26), 1985-1991.

Prangkio, P., Yusko, E. C., Sept, D., Yang, J. & Mayer, M. (2012). Multivariate analyses of amyloid-beta oligomer populations indicate a connection between pore formation and cytotoxicity. PLoS ONE, 7(1), 1-10. doi:10.1371/journal.pone.0047261

Rocha, V., Marques, A., Pinto, M., Sousa, L. & Figueiredo, D. (2013). People with dementia in long-term care facilities: An exploratory study of their activities and participation. Disability and Rehabilitation, 35(18), 1501-1508. doi:10.3109/09638288.2012.742677

Rodriguez-Sanchez, E., Criado-Gutierrez, J. M., Mora-Simon, S., Muriel-Diaz, M. P., Gomez-Marcos, M. A., Recio-Rodriguez, J. I., Patino-Alonso, M. C., Valero-Juan, L. F., Maderuelo-Fernandez, J. A. & Garcia-Ortiz, L. (2014). Physical activity program for patients with dementia and their relative caregivers: Randomized clinical trial in primary health care (AFISDEMyF study). BMC Neurology, 14(63), 1-10. doi:10.1186/1471-2377-14-63

Schwenk, M., Dutzi, I., Englert, S., Micol, W., Najafi, B., Mohler, J. & Hauer, K. (2014). An intensive exercise program improves motor performances in patients with dementia: Translational model of geriatric rehabilitation. Journal of Alzheimer's Disease, 39, 487-498. doi:10.3233/JAD-130470

Shaber, P. (2011). Dementia. In: C. Brown & V. C. Stoffel (Eds.), Occupational therapy in mental health: A vision for participation (pp. 225-240). Philadelphia, PA: F. A. Davis Company.

Smit, D., Willemse, B., de Lange, J. & Pot, A. M. (2014). Wellbeing-enhancing occupation and organizational and environmental contributors in long-term dementia care facilities: An explorative study. International Psychogeriatrics, 26(1), 69-80. doi:10.1017/S1041610213001397

Suttanon, P., Hill, K. D., Said, C. M., Williams, S. B., Byrne, K. N., LoGiudice, D., Lautenschlager, N. T. & Dodd, K. J. (2012). Feasibility, safety and preliminary evidence of the effectiveness of a home-based exercise programme for older people with Alzheimer's disease: A pilot randomized controlled trial. Clinical Rehabilitation, 27(5), 427-438. doi:10.1177/0269215512460877

Trombly, C. A. & Radomski, M. V. (2008). Occupational Therapy for Physical Dysfunction 6th Ed. New York, NY: Lippincott Williams & Wilkins.

Troyer, A. K. & Vandermorris, S. (2012). Memory and aging program. Toronto, ON: Baycrest Centre for Geriatric Care.

Tsunaka, M. & Chung, J. C. C. (2012). Care-givers' perspectives of occupational engagement of persons with dementia. Ageing and Society, 32(4), 543-560. doi:10.1017/S0144686X11000365

Verghese, J., Wang, C., Katz, M. J., Sanders, A., Lipton, R. B. (2009). Leisure activities and risk of vascular cognitive impairment in older adults. Journal of Geriatric Psychiatry and Neurology, 22(1), 110-118. doi:10.1177/0891988709332938

Vital, T. M., Hernandez, S. S. S., Stein, A. M., Garuffi, M., Corazza, D. I., de Andrade, L. P., Costa, J. L. R. & Stella, F. (2012). Depressive symptoms and level of physical activity in patients with Alzheimer's disease. Geriatrics & Gerontology International, 12, 637-642. doi:10.1111/j.1447-0594.2011.00830.x

Volicer, L. (2007). Goals of care in advanced dementia: Quality of life, dignity and comfort. The Journal of Nutrition, Health & Aging, 11(6), 481.

Wang, Q., Xu, Z., Tang, J., Sun, J., Gao, J., Wu, T. & Xiao, M. (2013). Voluntary exercise counteracts Aß25-35-induced memory impairment in mice. Behavioural Brain Research, 256, 618-625. doi:10.1016/j.bbr.2013.09.024

Bin ich ausreichend körperlich aktiv?

Datum: ______________________

Name: ______________________

Es ist wichtig, Alter, Fähigkeiten, Form und Stadium der Demenz sowie Ihre eigenen Bedürfnisse und Vorlieben bei körperlichen Übungen zu berücksichtigen.

Die Anstrengung hängt vom Stadium der Demenz ab ...		
Frühes Stadium	**Mittleres Stadium**	**Spätes Stadium**
Konzentrieren Sie sich auf moderate bis anstrengende Übungen	Konzentrieren Sie sich auf moderate Übungen	Konzentrieren Sie sich auf sehr leichte und leichte Übungen

Das kanadische Gesundheitsministerium empfiehlt, dass Erwachsene (ab dem 18. Lebensjahr) mindestens 30–60 Minuten aerobe körperliche Aktivität mittlerer bis hoher Intensität pro Tag oder mindestens 150 Minuten pro Woche durchführen sollten. Teilen Sie die Zeit in 10-Minuten-Abschnitte ein, damit es realistisch ist.

Die benötigte Zeit hängt von der Anstrengung ab ...			
Sehr leichte Anstrengung	**Leichte Anstrengung 60 Minuten**	**Moderate Anstrengung 30–60 Minuten**	**Starke Anstrengung 30–60 Minuten**
▪ Schlendern ▪ Staub wischen ▪ Mobilität im Bett ▪ Sitzen, ohne Unterstützung	▪ Langsames Gehen ▪ Einfache Gartenarbeit ▪ Stretching und Balancieren	▪ Zügiges Gehen ▪ Indoor Bowling ▪ Tanzen ▪ Schwimmen ▪ Tai Chi	▪ Aerobic ▪ Jogging ▪ Schnell Schwimmen ▪ Schneller Tanz ▪ Sport

Schauen Sie sich Ihre Zeit-Verwendung-Protokolle an.

Hatten Sie genug körperliche Aktivität? Ja ☐ Nein ☐

Kehren Sie nach einer Phase der Unterbrechung wieder zu regelmäßiger körperlicher Aktivität zurück? Ja ☐ Nein ☐

Wie könnten Sie mehr Aktivität in Ihren Tag integrieren?

____

____

(Canadian Society for Exercise Physiology; de Andrade, 2013; Rodriguez-Sanchez et al., 2014; Schwenk et al., 2014; Suttanon et al., 2012)

Bewältigungsstrategien zur Akzeptanz von Veränderungen

Veränderungen der eigenen Fähigkeiten zu akzeptieren und Bewältigungsstrategien anzupassen, können Ihnen helfen, die Balance in Ihrem Leben wiederherzustellen und geben Ihnen ein Gefühl der Erfüllung, bei dem, was Sie tun.

Schritte zur Erstellung einer Bewältigungsstrategie:

1. **Identifizieren:** Erstellen Sie eine Liste der Aufgaben, die schwieriger geworden sind
2. **Priorisieren:** Bestimmen Sie, ob die Aufgabe notwendig ist
3. **Entwerfen einer Strategie:** Finden Sie die Lösung, die am besten für Sie funktioniert

Die Entwicklung von Bewältigungsstrategien hilft Ihnen aktiv zu bleiben, auf Herausforderungen zu reagieren, die Ihre Unabhängigkeit und Ihr Wohlbefinden maximieren, und gibt Ihnen ein Gefühl der Kontrolle über Ihr Leben.

Strategie zur Bewältigung der Veränderung	**Ich nutze diese Strategie**	**Ich möchte diese Strategie anwenden oder die Art, wie ich sie anwende, verbessern**
Entwickeln Sie eine Routine		
Konzentrieren Sie sich darauf, was Sie heute tun wollen		
Setzen Sie sich realistische Ziele		
Akzeptieren Sie, dass einige Dinge schwieriger werden können		
Nähern Sie sich einer Aufgabe nach der anderen		
Erkennen Sie die Auslöser, die Ihnen Stress bereiten		
Nutzen Sie Ihre Kraftquellen (Freunde, Familie, Haustiere etc.)		
Andere:		

Probieren Sie unterschiedliche Strategien aus, um eine geeignete Bewältigungsstrategie zu entwickeln. Je flexibler Sie dabei sind, desto besser können Sie Ihre Strategien an die jeweilige Situation anpassen.

(Alzheimer Society of Canada, 2015; Alzheimer's Association, 2015; Shaber, 2011)

Tipps und Bewältigungsstrategien für tägliche Aktivitäten

Die folgenden Tipps sollen Ihnen helfen, die tägliche Aktivität und die Balance in Ihrem Leben zu erhalten.

Aktivität/Aufgabe	Bewältigungsstrategien
Medikamente verwalten	▪ Bereiten Sie jeden Abend eine Pillenbox für den nächsten Tag vor. ▪ Bitten Sie einen Freund, Partner oder den sozialen Dienst, Sie anzurufen und Sie daran zu erinnern, wann Sie Ihre Medikamente einnehmen müssen. ▪ Stellen Sie den Wecker auf Ihrer Uhr oder Ihrem Mobiltelefon ein, oder planen Sie die Medikamenteneinnahme rund um die Mahlzeiten. ▪ Fragen Sie Ihren Apotheker oder Ihren Arzt, ob Ihre Medikation vereinfacht werden kann, um Medikamente seltener einzunehmen. ▪ Setzen Sie ein Häkchen in Ihren täglichen Kalender oder Planer, nachdem Sie Ihre Medikamente eingenommen haben, um eine erneute Einnahme zu vermeiden.
Schreiben	▪ Wenn Sie Schwierigkeiten mit der Handschrift haben, sollten Sie große Schreibstifte, einen Computer, ein Mobiltelefon oder ein Tablet verwenden, um Nachrichten zu schreiben und zu senden. Einige Geräte erlauben auch Sprachbefehle und verfügen über „Speech to Text"-Funktionen. ▪ Lassen Sie Schecks oder Papierformulare von einem Freund oder Ihrem Partner ausfüllen, bevor Sie sie unterschreiben.
Telefonnummern merken	▪ Machen Sie eine Liste der Telefonnummern mit Namen und Bildern und stellen Sie diese neben Ihrem Telefon auf. ▪ Programmieren Sie die Namen, Nummern und Bilder von Personen in Ihre Mobiltelefon-Kontaktliste. ▪ Halten Sie eine Visitenkarte mit wichtigen Telefonnummern in Ihrem Portemonnaie bereit – für den Fall, dass Sie die Nummern vergessen oder im Notfall benötigen. ▪ Tragen Sie ein Armband mit Ihrer Adresse. ▪ Weisen Sie den Ziffern der Telefonnummern Buchstaben zu und erstellen Sie eine Phrase oder ein Akronym, das leicht zu merken ist.

Arbeitsblatt 3

Aktivität/Aufgabe	Bewältigungsstrategien
Sich an tägliche Aufgaben erinnern	▪ Verwenden Sie Kalender, Uhren und eine Pinnwand mit Bildern der Jahreszeit, des Monats und der bevorstehenden Feiertage. ▪ Beschriften Sie Objekte und verwenden Sie Listen, Notizen und andere hilfreiche Geräte als Erinnerung. ▪ Legen Sie feste und regelmäßige Zeiten für Mahlzeiten, Badaktivitäten, Hobbys und andere Aktivitäten fest. Stellen/hängen Sie einen Tagesplan in einem gemeinsam genutzten Raum auf.
Planen Sie Ihren Tag	▪ Schreiben Sie jeden Abend eine Notiz, in der Sie Ihre Pläne mit Uhrzeiten für den nächsten Tag notieren. ▪ Erstellen und überprüfen Sie die Pläne für den nächsten Tag vor dem Schlafengehen. ▪ Nutzen Sie einen Wecker, um jeden Tag rechtzeitig aufzuwachen und nicht unter Zeitdruck zu geraten.
Termine	▪ Wenn Sie einen Termin vergessen, wenden Sie sich an die Person/Organisation, erklären Sie, was passiert ist, und bieten Sie an, den Termin neu zu planen. ▪ Programmieren Sie ein Alarmsignal 10-30 Minuten vor Ihrem Termin, um zu vermeiden, dass Sie ihn vergessen oder zu spät kommen.
Fahren	▪ Seien Sie aufmerksam und vorsichtig mit Ihren Fahrfähigkeiten. ▪ Nicht mehr Auto zu fahren kann als sehr großer Verlust erlebt werden: – Führen Sie regelmäßig Gespräche mit Ihrem Arzt über den Zeitpunkt, wann Sie aufhören sollten selbst zu fahren. – Nehmen Sie andere Transportmittel oder bitten Sie Ihren Betreuer, Ihre Familie oder Freunde, Sie zu fahren.
Konzentrationsschwierigkeiten zu späteren Tageszeiten	▪ Erledigen Sie Aufgaben, die geistige Wachsamkeit erfordern, in den frühen Morgenstunden und planen Sie solche Ereignisse früher am Tag. ▪ Machen Sie jeden Tag zur gleichen Zeit ein Nickerchen. ▪ Planen Sie mehr Schlafzeit in Ihren Nachtzeitplan ein.

(Alzheimer's Association, 2015; Trombly, C. A., & Radomski, M. V., 2008)

Mein Tagesablauf und meine tägliche Struktur

Datum: ____________________

Name: ____________________

Tagesstruktur
Antworten Sie, wenn erforderlich, mit ja oder nein und nennen Sie Beispiele, wenn möglich.
Was machen Sie täglich?

Gibt es besondere Aktivitäten, die Ihren Tag strukturieren und Ihre Tagesplanung beeinflussen? Ja ☐ Nein ☐

Unterscheidet sich Ihre Routine an Wochentagen vom Wochenende? Ja ☐ Nein ☐

Planen Sie oder Ihre Betreuer Ihre Tage im Voraus?
Mögen Sie es, einen Plan zu haben? Ja ☐ Nein ☐

Arbeitsblatt 4

Wenn Sie morgens aufwachen, haben Sie dann in der Regel einen Plan für den Rest des Tages? Ja ☐ Nein ☐

Teilen Sie Aufgaben ein oder haben Sie Erinnerungshilfen für die Aktivitäten? Ja ☐ Nein ☐

Gibt es besondere Aktivitäten und Ereignisse, auf die Sie sich freuen oder in der Vergangenheit gefreut haben? Ja ☐ Nein ☐

Gibt es Zeiten, in denen zu viel oder zu wenig passiert? Ja ☐ Nein ☐

Schlafplan (Antworten Sie, wenn es gefragt ist, mit ja oder nein und geben Sie – wenn möglich – Beispiele an)

Haben Sie eine regelmäßige Schlafenszeit? Ja ☐ Nein ☐

Machen Sie während des Tages ein „Nickerchen"? Wenn ja, wo schlafen Sie? Ja ☐ Nein ☐

Konsumieren Sie regelmäßig Koffein? Essen Sie abends große Mahlzeiten? Ja ☐ Nein ☐

Haben Sie Schlafstörungen?
Fühlen Sie sich abends vor dem Zubettgehen verwirrt/unruhig? Ja ☐ Nein ☐

Fühlen Sie sich am Ende des Tages geistig oder körperlich erschöpft? Ja ☐ Nein ☐

Wachen Sie in der Nacht auf? Ja ☐ Nein ☐

Nehmen Sie Medikamente, die Ihre Aktivitätsmuster beeinflussen? Ja ☐ Nein ☐
Falls ja, wie beeinflussen diese Ihre Aktivitäten?

____

____

____

(Nascimento et al., 2014)

Arbeitsblatt 4

Protokoll der Aktivitätsexperimente

Datum: ______________________

Name: ____

Listen Sie Ihre ausgewählten Aktivitätsexperimente mit Datum und kurzen Kommentaren zu dem Experiment auf.

Aktivitätsexperiment	Datum	Kommentare zu den gemachten Erfahrungen und Fortschritte
Tai Chi und Stretching	12. August 2015	Stretching und Tai Chi halfen mir den Schmerz, den ich fühlte, zu reduzieren und ich konnte bei meinem Nachmittagsspaziergang 10 Minuten länger gehen

Einige Ideen für „schnelle Aktivitätsänderungen"

Dies ist eine Liste mit Aktivitäten, die schnell und einfach sind und wenig Vorbereitung erfordern. Betrachten Sie alle, die für Sie interessant klingen, versuchen Sie dann ein, zwei oder auch mehrere umzusetzen – Sie werden überrascht sein, wie gut Sie sich fühlen, wenn Sie fertig sind!

Allgemeine Tipps für „Aktivitätsänderungen"

- Verwenden Sie sichtbare Erinnerungen und geben Sie wichtigen Objekten einen festen Platz
- Erkunden und identifizieren Sie Objekte mit Berührung und anderen Sinnen
- Nutzen Sie Wecker zur Erinnerung und erstellen Sie einen täglichen Zeitplan
- Lassen Sie die Pflegekraft Notizen oder eine Aufgabenliste der täglichen Aufgaben erstellen, die von Ihnen erledigt werden müssen
- Nehmen Sie sich genügend Zeit, um Aktivitäten durchzuführen
- Führen Sie Aktivitäten sofort aus, um zu verhindern, dass Sie die Aufgabe oder Aktivität vergessen
- Teilen Sie Aufgaben auf und führen Sie sie Schritt für Schritt durch
- Sprechen Sie sich die Aufgaben laut vor oder denken Sie diese gemeinsam laut
- Spracherinnerungen (aufnehmen), Tagebücher, Kalender und Medikamentenblister können nützliche Erinnerungen sein

Tipps für „Aktivitätsänderungen" in der Selbstversorgung

Hygiene

- Gehen Sie beim Zähneputzen und Duschen/Baden routinemäßig vor
- Schreiben Sie die einzelnen Schritte auf oder erstellen Sie eine Checkliste und platzieren Sie diese im Badezimmer
- Gehen Sie zum Friseur oder probieren Sie eine neue Frisur aus
- Lackieren Sie Ihre Nägel oder machen Sie eine Pediküre/Maniküre
- Verwenden Sie vertraute Gegenstände. Nutzen Sie zum Beispiel Ihr Lieblingsshampoo, Ihre Lieblingszahnpasta, Zahnbürste, Rasierer usw.

Ankleiden

- Verwenden Sie einen Knopfhaken oder andere Hilfsmittel, die Ihnen beim Anziehen und Aufknöpfen von Hemden helfen
- Legen Sie die Kleidung in der richtigen Reihenfolge heraus und versuchen Sie, Ober- und Unterteil unterschiedlich zu kombinieren
- Beschriften Sie Ihre Kommode, um zu wissen, welche Kleidung sich in jeder Schublade befindet

Baden

- Schaffen Sie eine angenehme Umgebung in Ihrem Badezimmer (z. B. Lotionen, Musik, Badesalz)
- Halten Sie den Raum mit einem kleinen Heizgerät warm, stellen Sie jedoch sicher, dass er ausgeschaltet und entfernt wird, bevor Sie ins Badezimmer gehen
- Versuchen Sie ein Bad oder eine Dusche zu nehmen

Tipps für „Aktivitätsänderungen" für Freizeit und Produktivität

Kochen

- Nehmen Sie während des Tages die Mahlzeiten zu festen Zeiten ein
- Kochen Sie mit einem Freund oder Familienmitglied
- Gehen Sie in ein neues Restaurant oder besuchen Sie ihr Lieblingsrestaurant
- Kochen Sie vertraute Rezepte und Lieblingsrezepte

Haushaltsführung
- Erledigen Sie Hausarbeit gemeinsam mit einem Familienmitglied (z. B. einer wäscht das Geschirr, während der andere das Geschirr abtrocknet)
- Teilen Sie Aufgaben in kleinere zu bewältigende (Teil-)Aufgaben auf
- Beschriften Sie Gegenstände und bewahren Sie sie an einem festgelegten Ort auf, damit sie leicht zu finden sind
- Nutzen Sie verbale, schriftliche oder Bildanweisungen, um sich die Aufgaben zu erleichtern

Freizeit
- Planen Sie Ihren Tag und machen Sie einen Zeitplan
- Machen Sie häufige Pausen während der Aktivitäten, um Erschöpfung zu vermeiden
- Machen Sie eine Aktivität, die Sie zuvor genossen haben
- Beginnen Sie ein Handwerk oder ein neues Hobby wie Briefmarkensammeln
- Lesen Sie ein Buch von Ihrem Lieblingsautor
- Lesen Sie ein Buch oder Zeitschriftenartikel zu einem Thema, an dem Sie interessiert sind
- Versuchen Sie ein Musikinstrument zu spielen
- Hören Sie Ihre Lieblingsmusik oder gehen Sie zu einem Live-Konzert
- Überlegen Sie, an einer Selbsthilfegruppe für Menschen mit Demenz teilzunehmen
- Telefonieren Sie oder verbringen Sie Zeit mit Ihren Familienmitgliedern, Freunden, Kindern und/oder Enkeln
- Besuchen Sie Familie und Freunde
- Gehen Sie mit einem Nachbarn, einem Freund, einem Familienmitglied oder einer Wandergruppe spazieren
- Gestalten Sie einen kleinen Garten oder topfen Sie eine kleine Pflanze ein

(Cahill, 2004; Hewitt et al., 2013; Park et al., 2007; Verghese et al., 2009; Trombly & Radomski, 2008)